Veröffentlichungen

aus dem Gebiete des

Militär-Sanitätswesens.

Herausgegeben

von der

Medizinal-Abteilung

des

Königlich Preussischen Kriegsministeriums.

Heft 56.

Beiträge zur Kenntnis der Entwickelung des
Militär-Badewesens

und der

von Pfuelschen Schwimmanstalt in Berlin.

Von

Prof. Dr. **A. Köhler**,
Generaloberarzt a. D.

Mit 8 Abbildungen im Text.

Springer-Verlag Berlin Heidelberg GmbH 1913

Beiträge zur Kenntnis

der

Entwickelung des Militär-Badewesens

und der

von Pfuelschen Schwimmanstalt in Berlin.

Von

Prof. Dr. **A. Köhler,**
Generaloberarzt a. D.

Mit 8 Abbildungen im Text.

Springer-Verlag Berlin Heidelberg GmbH 1913

ISBN 978-3-662-34400-2   ISBN 978-3-662-34671-6 (eBook)
DOI 10.1007/978-3-662-34671-6

Alle Rechte vorbehalten.

Vorwort.

Die vorliegende Arbeit verdankt ihre Entstehung der internationalen Hygiene-Ausstellung in Dresden (1911). Für die historische Abteilung bestimmt, sollte sie hier neben einer größeren Zahl alter Schriften und Instruktionen über Militärhygiene die Geschichte dieses Gebietes ergänzen.

Der Kern der Arbeit ist eine Jahrhundert-Erinnerung, die Gründung der von Pfuelschen Militär-Schwimmanstalt, die Gründung eines echten Patrioten, der bis 1806 in der preußischen, dann bis 1809 in der österreichischen, dann bis 1813 in der russischen und von da ab wieder in der preußischen Armee, also immer da kämpfte, wo es gegen Napoleon ging. — Die weitere Entwicklung der auch bei den „Berlinern in Zivil" ungemein beliebten Anstalt wird auf Grund der zum Teil schwer zugänglichen Akten geschildert und dabei mußten dann auch andere Militär-Badeeinrichtungen erwähnt werden. Das führte aber weiter! Man suchte, wann und wo Einrichtungen dieser Art schon früher bestanden hatten', und kam so zu einer, bis jetzt noch nicht existierenden Geschichte der Militär-Badeeinrichtungen.

A. Köhler.

So zahlreich die Nachrichten über die Badeeinrichtungen im Altertum und im Mittelalter, so genau die Beschreibungen dieser zum Teil großartigen, oft mit übertriebenem Luxus gebauten Anstalten sind, so spärlich sind die Mitteilungen über Einrichtungen dieser Art für die Armeen in jenen Zeiten. Man darf es wohl als sicher annehmen, daß überall und immer da, wo das allgemeine Bedürfnis danach verlangte, auch für die Soldaten in dieser Beziehung gesorgt war, oder daß diese die für die Zivilbevölkerung gebauten Badeanstalten mitbenutzten. So wissen wir, daß in Rom etwa 300 Jahre v. Chr. vor der Stadt am Campus Martius ein von der Aqua Claudia gespeistes Becken (piscina publica), ein Volksschwimmbad errichtet war, das aber, wie man klagte, allzuviel durch die vom Übungsplatze heimkehrenden Soldaten und Pferde in Anspruch genommen wurde[1]). Später bei der Ausdehnung des römischen Riesenreiches sind Bäder überall eingerichtet[2]), wo die Legionen feste Standquartiere einnahmen. Die oft jetzt noch imposanten Ruinen dieser Anstalten sind in den letzten Jahrzehnten eifrig durchforscht und in Wort und Bild ausführlich dargestellt. So enthält die Dissertation von E. Pfretschmer (Erlangen 1908): „Die Grundrißentwicklung der römischen Thermen" die Beschreibung des Kastellbades und Soldatenbades in Eining. Die Militärbaumeister waren, wie Pfretschmer sagt, darauf angewiesen, aus dem billigsten Material genügend große Baderäume zu schaffen. Schwimmbassins gab es dabei nicht. Auch auf der Saalburg hat

---

1) Diese und eine große Zahl der folgenden Angaben sind den ausgezeichneten Werken von W. Schleyer, Bäder und Badeanstalten. Leipzig 1909, und Alfr. Martin, Deutsches Badewesen in vergangenen Tagen. Jena 1906, entnommen.

2) S. auch P. Heimke, Bericht über die Untersuchungen und Arbeiten an der Kapusburg im Jahre 1907. I. Die Arbeiten am Kastellbad. — E. Wichelhausen, Über die Bäder des Altertums, insonderheit der alten Römer. Mannheim 1807. — J. Marcuse, Bäder und Badewesen in Vergangenheit und Gegenwart. Stuttgart 1903. — K. Sudhoff, Aus dem antiken Badewesen. Berlin 1910. — Kabierske, Geschichtlicher Überblick über die Entwicklung des Badewesens und der Schwimmkunst. Breslau 1899.

man eine ähnliche Badeanlage gefunden, über die uns der Wiedererbauer dieses Kastells, Jacobi, im Jahre 1897 eine eingehende Beschreibung geliefert hat. Besonders interessant und großartig sind die Ruinen der römischen Bäder in den nordafrikanischen Kolonien und Garnisonen, so in Timgad und in der benachbarten Militärstation Lambaesis.

Militärbadeeinrichtungen sind natürlich nur bei Völkern zu finden, die über eine richtige Organisation und Administration ihres ganzen Militär-Sanitätswesens und damit auch über das nötige Verständnis des Nutzens hygienischer Maßregeln für die Gesundheit der Truppe verfügen. Das alles findet man aber nur dort, wo schon eine Art stehender Heere vorhanden war. Ja, wir dürfen annehmen, daß in den Blütezeiten allgemeiner Kultur in Indien, Ägypten und Griechenland — von Rom haben wir bestimmte Nachrichten darüber — neben anderen hygienischen Einrichtungen auch die Soldatenbäder in Gebrauch gewesen sind. Die schon in der Bibel erwähnten Heilbäder, z. B. Thermal- und Solbäder, brauchen hier nur genannt zu werden; sie sind gewiß auch einmal zur Nachbehandlung von Kriegswunden benutzt. Das ist um so eher anzunehmen, als ja besonders die warmen Bäder im Altertum und Mittelalter eine viel größere Verbreitung hatten, als in der neueren Zeit. Auch die mit Heilgymnastik und Massage von jeher in Verbindung gebrachten hydrotherapeutischen Maßnahmen und Anstalten sind bekanntlich uralt; uns interessiert es hier nur, daß dabei auch häufig der Bäder im Freien, der Fluß- und Seebäder gedacht wird; in der Hauptsache waren es aber Sitz- und Schwitz- und Dunstbäder, Thermal- und Mineralbäder, die im alten Japan, in China, in Indien, in der Türkei und auch bei uns während des ganzen Mittelalters in Gebrauch gewesen und auch noch heute in Gebrauch sind. Das sind aber alles Einrichtungen, die für den Massenbedarf nicht geeignet, an bestimmte Gegenden gebunden sind und deshalb als regelrechte „Militärbadeeinrichtungen" nicht in Frage kommen konnten. (Vergl. Sprengels Gesch. d. Arzneykunde. 4. Aufl. Leipzig 1846. S. 108, 141, 236 usw.)

Eine wahre Fundgrube für alte und neue Nachrichten auch über das militärische Schwimmen bildet die Monographie von Dr. Hans Brendicke, Hof 1885: „Zur Geschichte der Schwimmkunst und des Badewesens". B. erinnert an die Ilias und an die Troer, die sich durch Schwimmen vor dem sie verfolgenden Achilles retteten, an den im Sturm, allerdings mit dem Schleier der Leukothea schwimmenden Odysseus. Bei Griechen und Römern galt es für eine Schande, „nicht lesen und nicht schwimmen zu können" (μήτε νεῖν, μήτε γράμματα, nec literas nec natare). Das Schwimmen ohne Kork, natare sine cortice, galt als Zeichen von Selbständigkeit. Skyllias schwamm auf seiner Flucht vor den Persern, um seine Landsleute zu erreichen, 2 Meilen weit, meistens unter Wasser. — Bei den Römern gehörte das Erlernen des Schwimmens zur militärischen Ausbildung und von Portius Cato wird berichtet, daß er selbst seinen Sohn, von Augustus, daß er seine Neffen das Schwimmen lehrte. Nach Polybius, de militia Romana libellus, Nürnberg 1731, S. 290: „Nepotes et literas et natare et alia rudimenta per se pleraque docuit". Tanta cura haec res est suscepta, ut Parentes quidam ipsi filios suos docerent. Von Cato hatte es Plutarch, von Augustus hatte es Suetonius berichtet. Als weitere Beispiele werden Horatius Cocles genannt und die Cloelia, die mit anderen römischen Jungfrauen den Tiber durchschwamm, um der Gefangenschaft zu entgehen. Vom Kaiser Caligula heißt es: hic tam docilis ad cetera, natare nescit — das wird also besonders hervorgehoben. — Man muß allerdings feststellen, daß die z. T. großartigen Badeeinrichtungen in den Standquartieren der Heere in den Provinzen nur für warme Bäder und nicht zum Schwimmen eingerichtet waren. Die Schwimmübungen wurden wohl nur im Sommer in Flüssen oder Seen, ohne besondere Einrichtungen, abgehalten.

In der „Ars gymnastica" des Hieron. Mercurialis (Venedig 1573) werden auch die verschiedenen Arten von Bädern und unter den verschiedenen Körperbewegungen auch diejenigen des Schwimmens beschrieben, durch Abbildungen erläutert und in ihrem hohen Werte für Körperpflege und Gesundheit gewürdigt. So im 3. Buch Kap. XII: Quocirca ut in navalibus quoque pugnis, in transeundis vadis ac fluminibus homines nandi arti confisi pericula magis evadere possent, minusve formidarent (quando saepenumero milites mare ingredi concti ob nandi ignorantiam suffocabantur, quemadmodum exercitui Cyri evenisse memoriae prodidit Xenophon). Aus diesem Grunde, fährt Mercurialis fort, mußten auch die römischen Soldaten das Schwimmen lernen, wie Vegetius berichtet hat. Wie steht es damit?

In dem Werke des Flavius Vegetius (ca. IV.—V. Jahrhundert) „De re militari" findet sich ein Kapitel (No. X des 1. Buches) mit der Überschrift: „Ad usum natandi exercendos tyrones", „Über die Schwimmübungen der Rekruten". Bei der Seltenheit von Nachrichten dieser Art lasse ich den Abschnitt wörtlich folgen:

Natandi usum aestivis mensibus omnis aequaliter debet tyro conducere, non enim pontibus semper flumina transeuntur, sed et cedens et insequens natare cogitur frequenter exercitus. Saepe repentinis imbribus vel nivibus solent exundare torrentes. Et ignorantia non solum ab hoste, sed etiam ab ipsis aquis discrimen incurrit: ideoque Romani veteres, quos tot bella et continuata pericula ad omnem rei militaris erudierant artem, campum Martium vicinum Tyberi delegerunt; in quo juventus post exercitium armorum sudorem pulveremque dilueret ac lassitudinem cursus natandi labore deponeret. Non solum autem pedites sed et equites ipsosque equos vel lixas ad natandum exercire percommodum est, ne quid imperitis cum necessitas incumbit, eveniat.

Also: „Die Rekruten sollen schwimmen lernen, weil sie es im Felde oft nötig haben. Ein Exerzierplatz im alten Rom lag am Tiber, damit die Soldaten nach dem Dienst sich säubern und erfrischen konnten; das galt nicht nur für die Fußtruppen, sondern auch für die Reiterei, und zwar für Mann und Roß."

In demselben Werke (Nr. VII des 3. Buches), in einem Kapitel: „Quemadmodum flumina, quae majora sunt, transeantur?" ist merkwürdigerweise vom Hindurchschwimmen gar nicht die Rede, es werden nur die gebräuchlichen Mittel und Wege beschrieben, wie man mit Pontons, nötigenfalls aber auch mit improvisierten Geräten, Schläuchen, aufgeblasenen Säcken usw. eine Brücke herstellen kann.

In seinen „Kommentarien" ad flavii Vegetii Renati de re militari libros, Lugduni Batavorum 1592, S. 248ff. bringt Godescalc. Stewechius eine ganze Reihe von Abbildungen dieser improvisierten Brücken. — Das oben erwähnte Schwimmbad am Tiber wird auch in „Joh. Schefferus, de militia navali veterum," Ubsaliae 1659, S. 187, erwähnt. Es heißt dort:

Postea Romani, sicut erat solers genus in excogitandis rebus ad militiae perfectionem faciendibus, lacum in campo Martio, ubi alias terrestres quoque copiae exercebantur, defodi curavere, ut per ludum quasi rem navalem discerent, ac disciplinam".

Schefferus beschreibt dann weiter, daß dieser See später Uferbefestigungen bekommen habe, und daß nach Suetonius dort auch „res in delicias conversa" und große Übungen der Marine (praelium navale non in mari, sed in terra fecit, laco in campo Martio defosso) und Schaukämpfe, Naumachien darauf stattgefunden hätten. Wenn es dann weiter heißt (S. 191): „Pertinebat autem haec exercitatio, ut corpora nautarum militumque fierent robustiora et ad tolerandum maris atque fluctuum injuriam paratiora", dann ist es schwer zu denken, daß dabei das Schwimmen ganz vernachlässigt sein sollte, obgleich in dem ganzen Werke des Schefferus, soviel ich auch suchte, nicht einmal davon gesprochen wird. — Jene großen Seen konnten nach Belieben gefüllt und entleert werden.

Endlich findet sich auch in dem Kapitel 2 des 3. Buches des Vegetius, das die Überschrift trägt: „Quemadmodum sanitas gubernetur exercitus", wohl manche verständige Vorschrift, z. B. daß die Leute nicht müßig gehen dürfen; tüchtiger und regelmäßiger Dienst ist ihnen, wie die rei militaris periti meinen, zuträglicher als Medizin. Aber von Baden und Schwimmen ist hier nicht mehr die Rede.

Jedenfalls hat Mercurialis recht, wenn er behauptet, „militarem gymnasticam natandi exercitatione (apud Romanos) non caruisse." — Übrigens haben auch Galenus, Antyllus, Oribasius, Aristoteles und andere das Schwimmen als körperliche Übung gerühmt und bestimmte Verhaltungsmaßregeln dafür empfohlen.

Eine weitere Bestätigung dafür finden wir in des Aegidii Romani Bituricensis Archi-Episcopi libellus de re militari veterum ad mores praesertim medii aevi, ein Büchlein, das im Titel und in der Überschrift der einzelnen Kapitel, sowie in dem Inhalt derselben eine große Ähnlichkeit mit Vegetius zeigt. Das gilt auch für die im Kap. VII enthaltenen Bemerkungen über die Notwendigkeit des Schwimmunterrichts der Soldaten. „Octavo assuescendi sunt bellatores ad ea, ut etiam natare sciant. Nam non semper pontes sunt prompti et multociens aquae profunditas ignoratur propter quod ex ignorantia natandi legitur multos periclitatos esse . . . .

Das große Geschichtswerk Gurlts (Berlin 1898) enthält nichts über das Schwimmen im Altertum und Mittelalter, so zahlreich sonst seine Nachrichten über die verschiedenen Bäder und andere hydriatische Prozeduren aus jenen Zeiten sind (Bd. I, S. 322 und 330, S. 529 und Bd. III, S. 643).

In einer sehr ausführlichen Besprechung der Werke des Hyginus Gromaticus (Feldmesser) und des Polybios über die römischen Lager betont der Verfasser (R. H. S., in meiner Ausgabe ergänzt zu Schelius), Amsterdam 1660, daß die von Vegetius beschriebenen Badeeinrichtungen in Rom in den Lagern nicht vorhanden gewesen wären, daß man die warmen Bäder (balinea calida) im Felde nicht liebte; weil sie verweichlichten und die Disziplin schädigten, „corpus infirmum et pigrum reddant cum frigida et natationes firment. Qua de causa Veteres uti balineis hyerne, sic per aestatem natationibus utebantur, (De victu militum.) Zeitweise sollen sogar aus diesen Gründen die warmen Bäder verboten gewesen sein; im Felde gibt es „Sudor pro balineis, pulvis pro unguentis". — Dasselbe findet sich in einer Ausgabe des Polybios (de Militia Romana) aus dem Jahre 1731 von Joh. Georg Poeschel in Heilbronn (s. o.).

Unsere deutschen Vorfahren waren, wie uns Caesar, Tacitus und viele andere Schriftsteller mitteilen, eifrige Verehrer des kalten Bades im Meere, in Seen und in Flüssen. In der „Geographie des Erdkreises" von Pomponius Mela (übers. von Dr. Hans Philipp, Bd. 31 der Voigtländerschen Quellenbücher, Leipzig 1912) heißt es unter III § 26: „Den Männern dienen kurze wollene Gewänder oder Baumrinde auch im härtesten Winter zur Kleidung. Nicht allein Ausdauer im Schwimmen haben sie, sondern sie betreiben es auch mit Lust." Herodian berichtet sogar, daß die Flüsse „ihr einziges Bad und daß sie deshalb geübte Schwimmer wären". Das letztere ist sicher richtig, denn sie haben ihre Gewandtheit im Wasser oft genug im Kriege zur Überraschung des Feindes benutzt. So schwammen die Bataver und die Bructerer im Jahre 70 n. Chr. in feldmarschmäßiger Ausrüstung über den Rhein und schlugen die Römer zurück[1]). Denselben Wert legten später die deutschen Ritter den zur Kräftigung, Abhärtung und zur Übung im Schwimmen dienenden Flußbädern bei. Wie uns Schleyer (S. 210), Marcuse, Brendicke und andere berichten, galt die Fertigkeit im Schwimmen als zweite der sieben Vollkommenheiten des Ritters, über die im „Ritterspiegel" Joh. Rothes zu lesen ist:

Die zweite, daß er schwimmen kann,
Daß im Wasser dreist er tauche,
Daß sich krümme und drehe der Mann
Auf dem Rücken, an dem Bauche.

In den zahlreichen Arbeiten „De conservanda militum sanitate" (z. B. Dissertation von Lindenau, Königsberg 1719), dem Werke von Luc. Anton Portius: „De militis in castris sanitate tuenda", Kopenhagen 1739, ist von Bädern für die Soldaten nicht die Rede. Dagegen gibt Joh. Georg Lesser in seiner Dissertation: „De militum valetudine tuenda in castris", Halle 1735, auf S. 18 u. 19 ganz verständige Vorschriften für die Benutzung von Flußbädern im Sommer. (Dieser Dissertation sind nach damaliger Sitte eine Reihe von empfehlenden deutschen und lateinischen Gedichten, unter anderen von Cassebohm und Joh. Christ. Justus Eller, wohl eines Verwandten von Joh. Theodor Eller, des Leibarztes Friedrich Wilhelm I. und Friedrichs des Großen beigefügt.)

Die Ursachen des Verfalles der „Badestuben" im späteren Mittel-

---

[1]) Schleyer, S. 207; Martin, S. 39ff.; Brendicke, S. 20ff.

alter sind bekannt; sie waren schließlich zu Tummelplätzen der Sittenlosigkeit und Liederlichkeit und zu gefährlichen Herden der Geschlechtskrankheiten geworden. Die allgemeine Abneigung erstreckte sich aber auch auf die Bäder im Freien, auf Fluß- und Seebäder, die im 16. und 17. Jahrhundert mehrfach bei strengen Strafen verboten wurden.

Abraham a Gehema, Eques Polon. „Med. Doct., ehemals gewesener Capitain und Rittmeister", dessen ausführliche Lebensgeschichte sich in meinen „Kriegschirurgen und Feldärzte", Band I[1]) findet, kannte den Wert der Bäder für den Soldaten sehr gut und empfiehlt ihre Anwendung in seinem Büchlein: „Der kranke Soldat", 1690, mit den Worten: „Das vierte Mittel, wodurch die Soldaten sich präserviren können, sind die Bäder und Badestuben, wodurch aller in denen poris und Schweißröhrlein der Haut sitzende Unrath, welcher die so nothwendige transpiration oder Außdämpfung verhindert und zu vielen Krankheiten Ursache gibt, außgetrieben wird; dannachero der Mensch hurtig, munter, leicht, aktiv und frisch wird, gleich alß wenn er von neuem wäre geboren worden."

(Diese Stelle ist auch von Martin — S. 216 — zitiert. Gehema wird dort als „Brandenburgischer Militärarzt" bezeichnet, was er nie gewesen ist. In der oben erwähnten Biographie ist darüber Näheres zu finden.) Gehema hat auf den Nutzen der Bäder auch sonst aufmerksam gemacht; so in den „Dreißig Aphorismen oder kurtze Gesundheits-Regulen". Die „27. Regul" lautet: „Gewöhnt auch euern Leib wöchentlich oder auffs wenigst monatlich einmahl zu baden. Ich rede aber vom warmen und nicht vom kalten Baden, denn solches ist ein Exerzitium der Fische und nicht der Menschen" — also vom Schwimmen spricht Gehema nicht.

Es ist interessant, daß in der „Medicina militaris" des Raymundus Minderer, die 70 Jahre vor Gehemas „Krankem Soldaten", im Jahre 1620, also zu Anfang des 30jährigen Krieges, erschien, trotz eingehender Besprechung anderer hygienischer Fragen, von dem Baden der Kriegsleute, die Minderer „seine lieben Freunde und Brüder" nennt, überhaupt nicht die Rede ist.

Ungefähr um dieselbe Zeit, in der Gehema schrieb (1693), hatte John Locke gefordert, daß alle Knaben das Schwimmen lernen müßten; es dauerte aber doch noch lange Zeit, ehe diese Forderung erfüllt wurde. Und wenn auch hier und da in einzelnen Erziehungsanstalten, z. B. den Philantropinen Basedows, dann in Schulpforta,

---

[1]) Veröffentlichungen aus dem Gebiete des Militär-Sanitätswesens. Heft 13. Berlin 1899.

in den Frankeschen Stiftungen der Schwimmunterricht eingeführt wurde, so blieben das doch Ausnahmen (P. Th. Müller und W. Prausnitz in Neuburger und Pagels Handbuch der Geschichte der Medizin, Bd. III, S. 795).

Es galt für roh und unsittlich, im Freien und nackt zu baden.

Diese viel zu weit gehende Reaktion gegen die früheren Übertreibungen hielt sehr lange an; sie bestand noch am Ende des 18. Jahrhunderts, wenn auch hier und dort schon die ersten Spuren der wiedererwachenden besseren Erkenntnis auftauchten. Daß man in dem Berlin Friedrichs des Großen mit diesen Vorurteilen schon früh aufräumte, ist nicht zu verwundern; gab es doch dort schon damals „Schulärzte"! Ein Kaufmann Streit in Venedig, ein geborener Berliner, hatte im Jahre 1760 an das Berlinische Gymnasium 50000 rTh. vermacht, die bis zum Jahre 1814 zu 160000 rTh.

Abbildung 1.

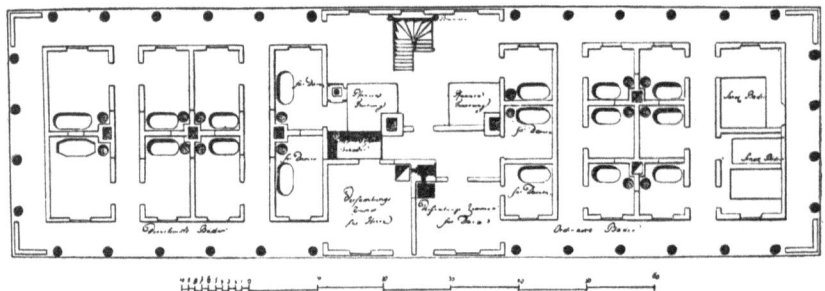

Badeanstalt von Dr. Welper, Berlin 1802. (Auf einem Badeschiffe auf der Spree.)

angewachsen waren (Nicolais Wegweiser, S. 137). Von den Zinsen dieses Kapitals wurde unter anderem ein besoldeter Arzt und Wundarzt gehalten. Immerhin war auch in Berlin die Einrichtung von Bädern, z. B. in den Krankenhäusern, noch mit großen Schwierigkeiten verbunden. So hatte Selle 1789 eine Wasserleitung für das Charité-Krankenhaus beantragt; die Bauverständigen verwarfen diesen Vorschlag, „weil dadurch im ganzen Hause eine große Nässe verbreitet werden würde"[1]. — Dr. Welper, der im Jahre 1802 das erste große „Badeschiff" in der Spree errichtete, gab eine sehr ausführliche Beschreibung und Anleitung für die Benutzung der im Sommer und Winter offenen Anstalt. Für einfache kalte Flußbäder waren Senkkästen vorhanden. (Welper, Plan und Nachricht von der

---

1) A. Köhler, Kriegschirurgen und Feldärzte Preußens und anderer deutschen Staaten in Zeit- und Lebensbildern. Bd. I. S. 258.

neben der Langen Brücke in Berlin errichteten Badeanstalt, Berlin 1812.) Schon im Jahre 1798 hatte Guts-Muths in seinem „Lehrbuche der Schwimmkunst" den Nutzen des Schwimmens für gesunde Knaben und Jünglinge betont; E. M. Arndt und viele der damals berühmten Pädagogen waren derselben Meinung und die letzteren führten das kalte Bad und den Schwimmunterricht — zuweilen in übertriebener Weise — in ihren Erziehungsanstalten ein.

Ein Zeitgenosse Welpers, der Mannheimer Arzt Wichelhausen gibt in seinem obengenannten Werke, in dem er die allgemeine Wiedereinführung der Bäder fordert, der Überzeugung Ausdruck, daß zu seiner Zeit (1807) in Deutschland wenige bedeutende Städte vorhanden seien, wo nicht Fluß- und andere Badeanstalten angelegt worden seien. Er nennt die Anstalten in Mannheim, die in Bremen, Bayreuth, Berlin (Dr. Welper), Frankfurt, Wien usw.

Wie Alfr. Martin mit Recht betont, wurde das Flußbad bei uns wieder volkstümlich, seitdem Militärbadeanstalten in den Flüssen errichtet waren, „wo auch der gemeine Soldat und ebenso der Bürger sein Bad nehmen konnte". Dazu kommt, daß in diesen Anstalten auch Gelegenheit gegeben war, das Schwimmen zu erlernen, und daß es dabei nicht mehr auf einfache Reinigung und Erfrischung, sondern auf die Kräftigung und Abhärtung des Körpers durch diese gymnastischen Übungen im Flußwasser ankam. Diese Übungen bilden seit vielen Jahren einen wichtigen Teil der militärischen Ausbildung; im Jahre 1817 fing man damit an, sie in die Armee einzuführen. Die Anstalt, in der es geschah, und die noch heute in Berlin dafür maßgebend ist, war die Pfuelsche Schwimmanstalt an der Oberspree, hinter der Kaserne der Garde-Pioniere (s. den beiliegenden Plan!).

In Berlin gab es am Ende des 18. und Anfang des 19. Jahrhunderts eine Reihe von Badeanstalten für Flußbäder, Wannenbäder und Schwitzbäder; beschrieben sind sie z. B. in dem „Kleinen Wegweiser" von Nicolai (Berlin 1816). So hatten in dem großen Friedrichshospitale oder Waisenhause „die Kinder auch ein Badehaus auf der Spree erhalten, wo sie unter Aufsicht zu bestimmten Zeiten in fließendem Wasser baden konnten". Auch ein Badezimmer war dabei, wohin das Wasser aus der Spree geleitet werden konnte zum Gebrauche im Winter[1]). Außerdem bestanden damals (für 166584 Einwohner im Jahre 1814):

---

[1]) Mit diesem Hause war auch die Impfungsanstalt verbunden; man impfte Sonntags von 12 bis 2 Uhr.

1. Das große Badeschiff auf der Spree an der Langen Brücke, 1802 unter Direktion des Dr. Welper erbaut (Bad I. Klasse:

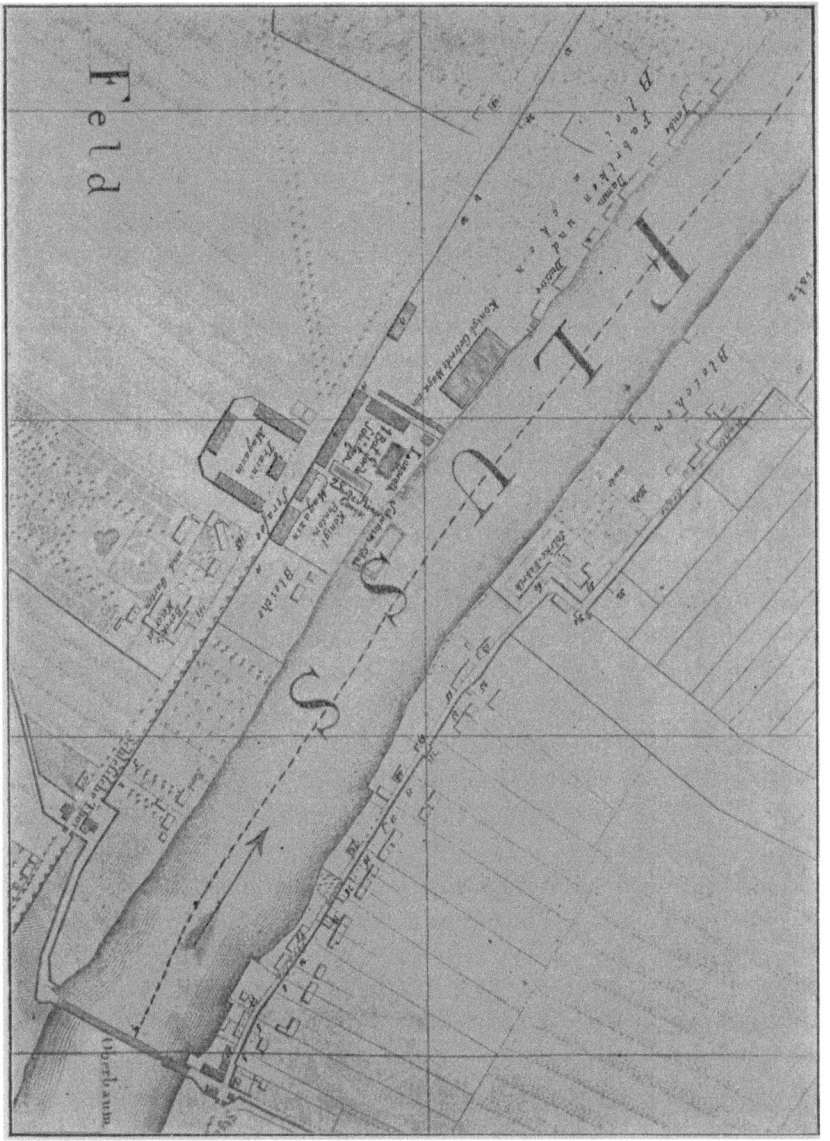

Abbildung 2.

1 Thlr. Cour. „Man hat dabei eine Badewanne von Porzelän"). Ein kaltes Bad im Flusse kostete für eine Person 4 Gr., in Gesellschaft mehrerer für jeden 2 Gr.

2. Das Badehaus an der kleinen Jungfernbrücke Nr. 6. (Mit der Inschrift: In balneis salus.)
3. Das Schwitzbad (russische) vor dem Hamburger Tore (Bergstraße Nr. 23).
4. Badeanstalt im Tiergarten vor dem Potsdamer Tor Nr. 28 und
5. Vor dem Oranienburger Tor in der Lisenschen Gastwirtschaft.

Ob die Einrichtung dieser Anstalten, wie gewöhnlich angenommen wird, eine Folge der durch Hufelands Schriften gegebenen Anregung war („Journal des Luxus und der Bäder, 1790" und „Nötige Erinnerung an die Bäder und ihre Wiedereinführung in Deutschland"), ist schwer zu entscheiden. Schmucker und Theden haben die verschiedenen Anwendungsformen des Wassers stets gerühmt; von ihren Nachfolgern war es, allerdings schon zur Berliner Zeit Hufelands, besonders Wiebel, der ein großes Interesse für Militär-Badeeinrichtungen besaß[1]). Er kannte die russischen und die alten türkischen Bäder in Ofen und ließ in einem der Lazarette zu Potsdam eine russische Badeanstalt („die erste, welche in unserem Vaterlande errichtet wurde")[2]) erbauen, von der freilich jetzt keine Spur und keine Erinnerung mehr aufzufinden war. Er hatte gesehen, daß Reinlichkeit des Kriegers, ein wenn auch ärmliches, doch sauberes Lager, ein frischer Trunk Wasser Heilung von schwerer Krankheit bewirkt hatten. Ganz ähnlich hatte sich Hufeland in vielen seiner Schriften geäußert, die ihn als einen Vorkämpfer für Volksbäder erscheinen lassen. Die erste Schwimmanstalt für die Einwohner Berlins soll im Jahre 1811 auf Anregung Friesens am Unterbaum, also in der Nähe der Charité gegründet worden sein; sie scheint aber nicht lange existiert zu haben[3]).

Daß das Baden im Freien und damit wohl auch das Schwimmen im alten Berlin weit verbreitet war, ohne daß gut geleitete Anstalten dafür bestanden hätten, sehen wir aus L. Formeys Versuch einer medizinischen Topographie von Berlin, 1796, S. 138: „Das, der Gesundheit so heilsame Baden in Flüssen ist durch Mangel an Vorsicht nicht selten die Veranlassung zu dem unglücklichsten Tode. Unsere Policei hat zwar auf das Baden an gefährlichen Stellen ein scharfes Verboth gelegt; allein demohngeachtet verunglücken jedes

---

1) Geschichte des Kgl. Friedrich Wilhelm-Instituts in Preußen. Berlin 1819.
2) Dr. Joh. Wilh. von Wiebel, in lebensgeschichtlichen Umrissen. Berlin 1834.
3) Das Bad, Zeitschrift für das Badewesen. 1910. Nr. 6. — Nach Brendicke hatten L. Palm und Fr. Friesen dazu einige Halloren herangezogen, die von Alters her in dem Rufe standen, gute Schwimmer und Schwimmlehrer zu sein. Auch Guts-Muths soll das Schwimmen von einem Halloren gelernt haben.

Jahr einige Menschen, und es wäre daher zu wünschen, daß unsere Badeanstalten besser angelegt und eingerichtet sein möchten, und wir, so in Wien solche, durch die Verwendung des Dr. Ferro erhalten hat, öffentliche kalte Bäder in unseren Mauern hätten."

Abbildung 3.

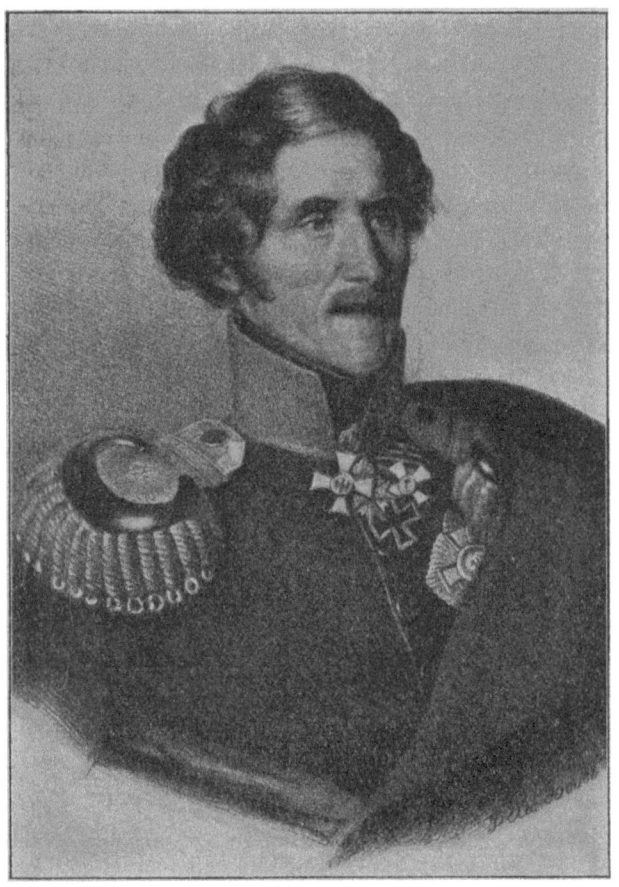

S. Exc. A. H. E. De Pfuel,
Lieutenant Général, Gouverneur de la Principauté de Neuchâtel et de Valangin.

Vielleicht bestanden außerdem auch noch kleinere Badeanstalten in der Nähe Berlins, wozu damals auch noch die Gegend am Unterbaum und die an der Jannowitzbrücke zu rechnen war. Ein Teil dieser Anstalten ist sicher auch von Soldaten benutzt worden; aber besondere Badeanstalten für die Truppen scheint es damals noch nicht gegeben zu haben, und noch weniger gab es Anstalten, in denen den Soldaten ein regelrechter Schwimmunterricht erteilt wurde. Das Verdienst, diesen wichtigen Unterricht nach eigener Methode in Berlin, ja in Deutschland eingeführt zu haben, gebührt dem Herrn von Pfuel, der seine Berliner Schwimmanstalt im Jahre 1817 errichtete[1]).

Aus dem beiliegenden Selterschen Plane (1821) ist ersichtlich, daß diese Anstalt in der Nähe des Schlesischen Tores als „Schwimmschule" hinter der Kaserne der „2. Garde-Pionier-Kompagnie und dem Königlichen Ponton-Magazin" errichtet war. Die Umgegend war „Feld" und „Bleiche". Außer dem Königlichen Getreide-Magazin, der Kaserne des Garde-Schützen-Bataillons und dem gegenüberliegenden Train-Magazin waren in weiter Umgebung noch keine Häuser vorhanden. Neben dem Train-Magazin lag die Borcksche Meierei mit großem Garten, später auch der „Judengarten" genannt, auf dem sich jetzt die Kasernen, das Kasino und der Exerzierschuppen des 3. Garde-Regiments zu Fuß befinden. Bei der weiten Entfernung dieses Teiles der Spree von der Stadt und bei der Schwierigkeit der Verbindung war es kein Wunder, daß lange Zeit die Garde-Pioniere und die Garde-Schützen den größten Vorteil von der an ihrem Gelände liegenden „Schwimmschule" hatten.

Für die Entstehung und für die erste Entwicklung der von Herrn von Pfuel gegründeten Anstalt sind folgende in den Akten enthaltene Erlasse von großer Bedeutung:

„Ich billige deshalb auf Ihren desfälligen Vortrag, daß von diesen Geldern 5000 rth. behufs der Einrichtung der hiesigen Schwimmanstalt hergegeben werden."

Berlin, den 4. März 1819.

gez. Friedrich Wilhelm.

An
den Staats-Kanzler, Herrn Fürsten von Hardenberg.

---

1) Brendicke sagt (S. 33): „Mit dem Namen von Pfuel darf passend die jüngste und letzte Periode der Schwimmkunst, wenn auch nicht des Badewesens eingeleitet werden." von Pfuel war 1780 in Berlin geboren. Im Jahre 1806 befand er sich in Blüchers Generalstab, ging dann in österreichische und dann in russische Dienste bis 1813, wo er wieder als Hauptmann in Preußen angestellt wurde. 1826 stand er in Magdeburg. Im Jahre 1831 finden wir ihn als Gouverneur von Neufchatel und Kommandierenden General des VII. Armeekorps. 1847 war er Gouverneur von Berlin, 1848 Ministerpräsident, Generalinspekteur der III. Armee-Abteilung und wurde in demselben Jahre pensioniert. Er starb, 86 Jahre alt, in Berlin am 3. Dezember 1866. (Näheres in Ed. Dürre, Erinnerungen an den General von Pfuel. Deutsche Turnzeitung. Leipzig 1866.)

"Übrigens ist nunmehr auch der der hiesigen Schwimmanstalt geleistete Vorschuß von 5000 rth. zur wirklichen Ausgabe zu bringen, weshalb ich dem Königlichen Ministerium die gefällige Verfügung auf dem Grund der anliegenden höchsten Cabinets-Order anheim gebe."

Berlin, den 7. Mai 1819.

gez. von Hardenberg.

An
das Königliche Ministerium des Schatzes
und für das Staats-Creditwesen.

Diese beiden Erlasse, die A. C. O. vom 4. März und die Verfügung des Staatskanzlers vom 7. Mai 1819 widersprechen einander in gewissem Sinne; die erstere bestimmt, daß 5000 rth.[1]) für die Einrichtung — es handelt sich um die erste notwendig gewordene Erweiterung — der Schwimmanstalt "hergegeben" werden sollten, was für jeden Unbefangenen doch ein Geschenk bedeuten würde, während der Kanzler von einem "Vorschuß" spricht, der jederzeit zurückgefordert werden konnte. Dieser Widerspruch hat zu einer unendlichen Reihe von Schwierigkeiten für die Anstalt und zu ebenso endlosen Verordnungen, Berichten, Verhandlungen zwischen ihr und den verschiedenen Behörden geführt. Die 5000 rth. "Vorschuß" waren es auch, die der Ober-Rechnungs-Kammer Gelegenheit gaben, sich mit der Sache zu befassen; als ob die Anstalt, die, wenn auch mit staatlicher Erlaubnis und mit staatlichem Zuschuß doch immer eine private Unternehmung des Gründers war, damit eine fiskalische Einrichtung geworden wäre. Noch im Jahre 1824 tritt der damalige Vertreter von Pfuels, der Major von Mauderode, in einem 14 Seiten langen Berichte dieser Anschauung entgegen, indem er darauf hinweist, daß die Methode, Individuen von allen Altersklassen im Schwimmen auf eine durchaus gefahrlose Weise zu unterrichten, eine "eigentümliche Erfindung des jetzigen Generalmajors von Pfuel" sei; daß dieser seine in Wien und Prag schon im großen bewährte Methode auch in Berlin einführen wollte, das "als Hauptstadt, als Sitz zahlreicher Dikasterien, einer Universität, des Cadettencorps, so vieler anderer Schul- und Unterrichtsanstalten, besonders aber als der Garnisonort der aus allen Provinzen des Staates ergänzt werdenden Königlichen Garden vorzugsweise dafür geeignet ist", die Kunstfertigkeit im Schwimmen, deren Wichtigkeit in gesundheitspolizeilicher und päda-

---

1) Aus dem Fonds der bei den Schwedischen Unterhandlungen ersparten 155000 rth.

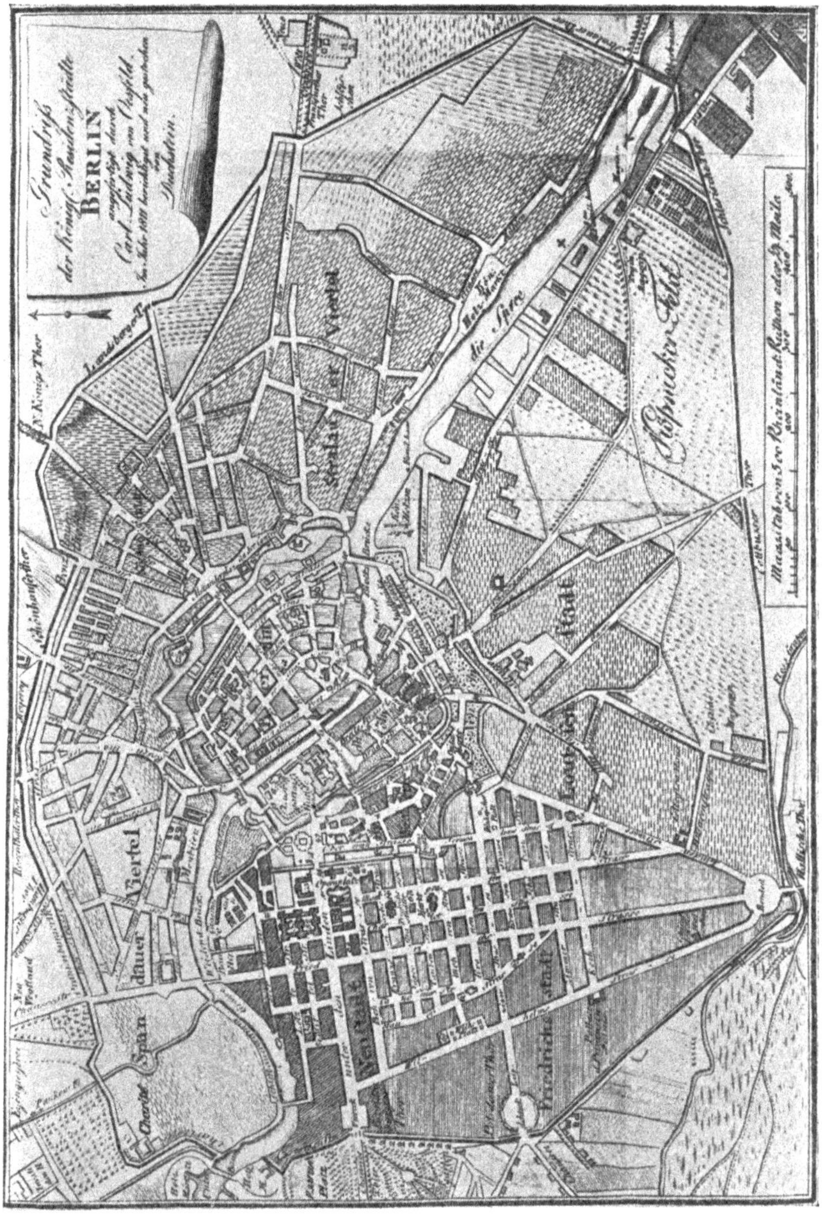

Abbildung 4.

— 16 —

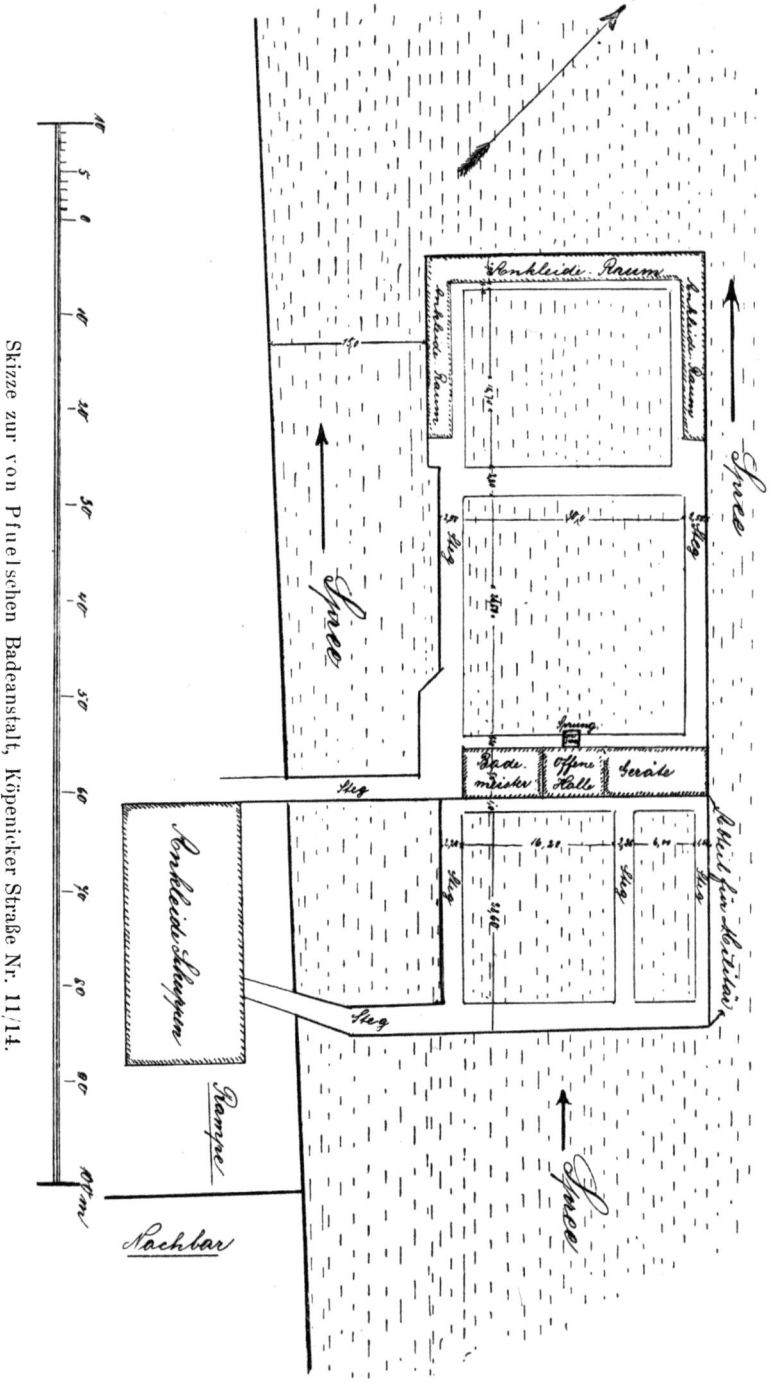

Abbildung 5.

Skizze zur von Pfuelschen Badeanstalt, Köpenicker Straße Nr. 11/14.

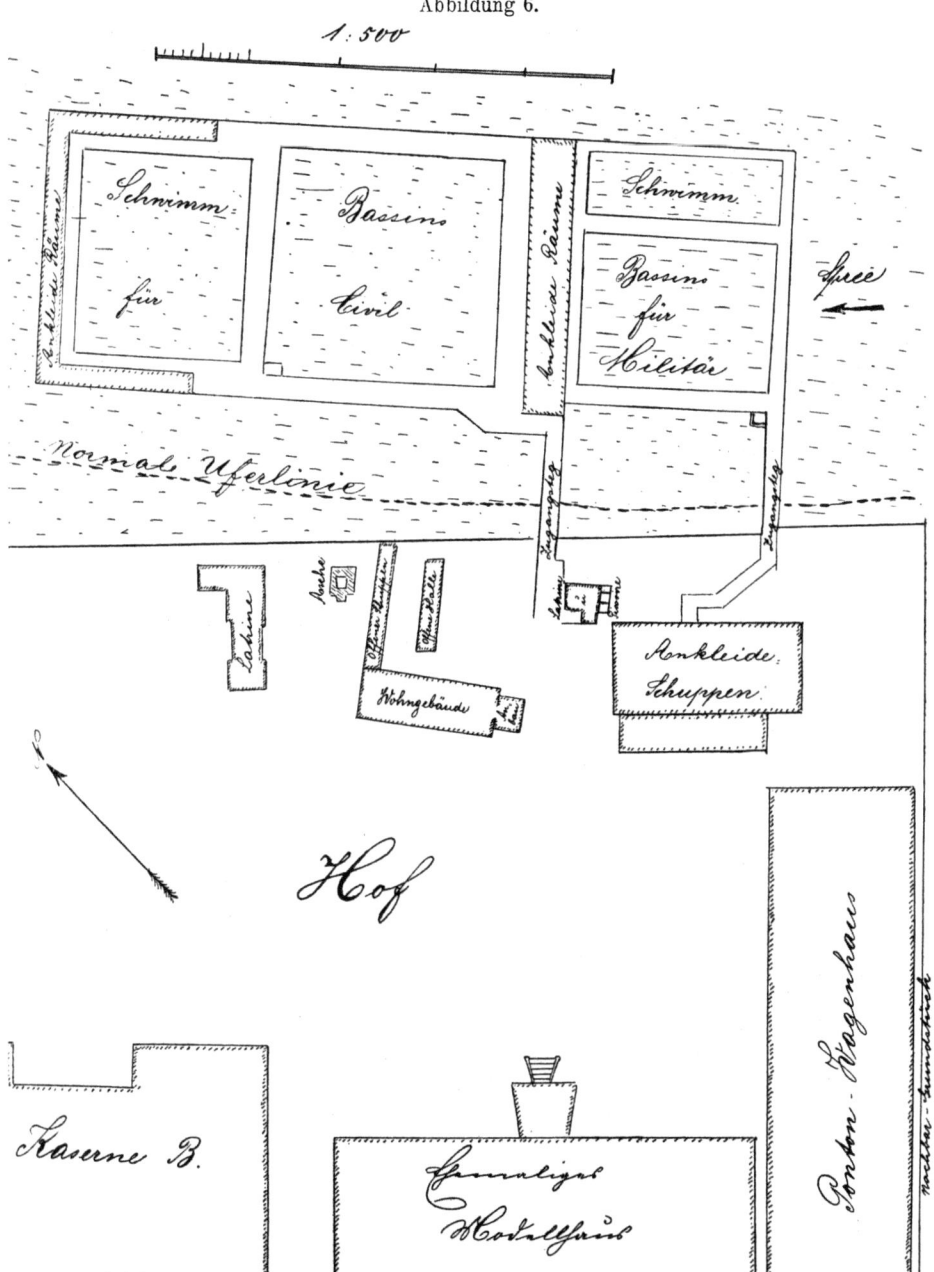

Lageplan der von Pfuelschen Schwimmanstalt auf dem Grundstück des Garde-Pionier-Bataillons, Köpenicker Straße Nr. 11/14.

gogischer Hinsicht bei weitem noch nicht vollständig gewürdigt wird, allgemeiner zu machen und von hier aus durch den starken Zufluß und Abgang so vieler Individuen aus entfernten Provinzen, allmählich auch dahin zu verbreiten."

Nach einem Bericht der Garnisonverwaltung vom 8. Februar 1817 hatte die Königliche Regierung auf Antrag des Generals von Pfuel (damals noch Oberst) die erste Anlage der Schwimmanstalt, welche 80—90 Schritt Länge und 32—34 Schritt Breite haben und mit Flößen errichtet werden sollte, ohne weitere Bedingungen genehmigt, ebenso auch im Jahre 1820 die Erweiterung auf 194 Fuß Länge und 61 Fuß Breite, sowie an Stelle der Flöße die Einbringung von Pfahlrosten. Im Jahre 1844 wurde eine weitere Vergrößerung vom Polizei-Präsidium, der Magistrats-Baukommission und dem Domänen-Rentamt nur unter bestimmten Bedingungen — Wegräumen, wenn strompolizeiliche oder sonstige staatliche Interessen es verlangen usw. — genehmigt.

Die zur Einrichtung einer solchen Anstalt nötigen, nicht unbeträchtlichen Mittel standen dem Gründer nicht zur Verfügung; da aber des Fürsten Staatskanzlers Durchlaucht sich für das gemeinnützige Unternehmen interessierte, konnte es mit staatlicher Beihilfe im Jahre 1817 ausgeführt werden. Diese Beihilfe geschah ohne Vorbehalt, so daß nach Ansicht des Verwalters (Pfuel selbst war 1819 nach Coblenz versetzt) die Schwimmanstalt nicht anders als eine wegen ihrer Gemeinnützigkeit von Staatswegen nicht bloß tolerierte, sondern begünstigte Privatanstalt gewesen und infolgedessen einer staatlichen Kontrolle, einer förmlichen Rechnungslegung nicht unterworfen war. — Die oben genannten 5000 rth. waren auch nicht sofort ausgezahlt; im Dezember 1821 wird daran erinnert, daß noch 1000 rth. daran fehlten, die für notwendige Reparaturen gebraucht wurden.

Die Preise für eine Übungsperiode betrugen:

5 rth. als Maximum für die Wohlhabendsten,

3 rth. für Subalternoffiziere, Kinder unbemittelter Offizianten,

2 rth. für diejenigen, die schon schwimmen konnten,

15 sgr. für die Kadetten.

Für das ganze Militär vom Unteroffizier abwärts war der Unterricht umsonst.

Erschwerend für die finanzielle Lage der Anstalt war es, daß Pfuel selbst, wie aus verschiedenen seiner Briefe und Eingaben (z. B. vom 15. Oktober 1819) hervorgeht, anfangs die vom Staate erhaltenen

Beiträge als „Vorschüsse" betrachtete und nur um Zinsfreiheit auf 10 Jahre bat. Die Ober-Rechnungs-Kammer fragte denn auch schon am 23. August 1824 an, wann er mit der Rückerstattung der „vorschußweise verabreichten Gelder beginnen wolle". Pfuel hat dann im Jahre 1824, nachdem er die Verfügungen des Fürsten Staatskanzlers, z. B. die vom 7. März 1819, gelesen hatte, seine Ansicht geändert und betont, daß die kostenlose Unterweisung des Militärs einer Verzinsung jener 5000 rth. mindestens gleichkomme. Er schreibt am 10. Juni 1825 an das Militär-Ökonomie-Departement, daß „der Zweck des von ihm gestifteten Privatinstitutes" auch ferner so gemeinnützig wie möglich sein werde. Dazu gehöre der unent-

Abbildung 7.

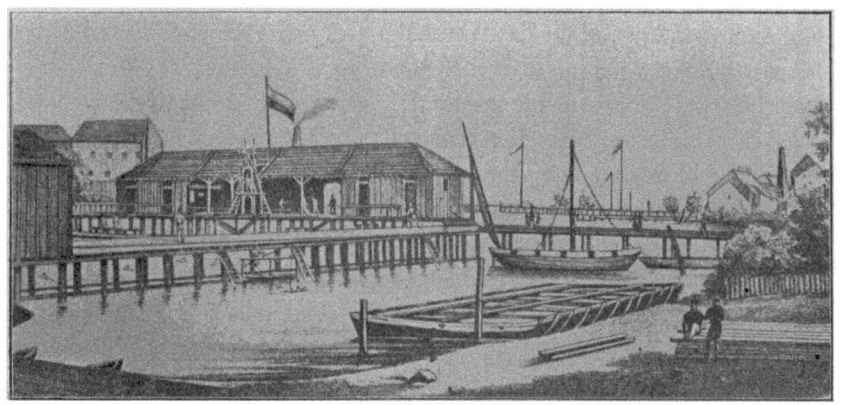

Die von Pfuelsche Schwimmanstalt in der Spree im Jahre 1830.
(Aus „Geschichte des Garde-Pionier-Bataillons". Berlin 1910.)

geltliche Unterricht von Militärs, der Kadetten sowie aller Unvermögenden. Damals hatten 3442 Soldaten und 932 Kadetten und von den Zivilschwimmern mehr als der fünfte Teil freien Unterricht gehabt. Noch im November 1825 erschien eine A. C. O., in der die der Anstalt bewilligten „Vorschüsse" gelöscht und in ein „Darlehn" umgewandelt werden sollten. Zinsen sollten dafür nicht gezahlt werden und der Anspruch auf Rückzahlung nach 18 Jahren aufhören. Dafür mußte die Anstalt aber, so lange sie bestand, also auch dann, wenn „sie reines Privatunternehmen geworden sein würde", verpflichtet sein, allen Militärs vom Unteroffizier abwärts und allen Kadetten unentgeltlich Unterricht zu geben. Erst jetzt

2*

hielt auch die Ober-Rechnungs-Kammer die Sache für erledigt (Dezember 1825).

Im Laufe der nächsten 10, 20 Jahre kamen verschiedene Anträge für die Erlaubnis anderer Badeplätze (nicht Schwimmschulen) zur Erledigung, weil für manche Truppenteile die Entfernung der Pfuelschen Schwimmanstalt zu groß war. Am Unterbaum für die 3. Eskadron des Garde du Corps-Regiments (damals Ecke der Dorotheen- und Mittelstraße) und ein besonders energisch, auch von dem damaligen Prinzen von Preußen, dem kommandierenden General des Gardekorps empfohlener Antrag des Kaiser Alexander-Regiments zur Errichtung einer Anstalt an der Jannowitzbrücke. Alle diese Anträge wurden aus strompolizeilichen Gründen, weil innerhalb der Stadt keine offene Badeanstalt errichtet werden sollte, zurückgewiesen. Auch ein weiterer, wieder von dem Prinzen von Preußen lebhaft unterstützter Antrag, für das Alexander-Regiment dann einen besonderen Bade- und Schwimmplatz in der Nähe der Pfuelschen Schwimmanstalt zu errichten, wurde nicht genehmigt, weil diese Anstalt genüge und weil bei Gewährung einer Sonderanstalt für das genannte Regiment auch die anderen Regimenter mit denselben Wünschen kommen würden. Nun beantragte der Prinz von Preußen, daß der Pfuelschen Schwimmanstalt ein solcher Umfang gegeben würde, daß sie ihrer Aufgabe, allen Soldaten und Unteroffizieren freien Unterricht zu erteilen, auch wirklich nachkommen könne. Dem Alexander-Regiment sei es nur möglich gewesen, $1/10$ seiner Leute an dieser heilsamen Ausbildung teilnehmen zu lassen.

Darauf erfolgte im Jahre 1843 eine eingehende Erwiderung des damaligen Beauftragten Pfuels und Leiters der Anstalt, Oberst von Mauderode, in der die Leistungsfähigkeit derselben nachgewiesen und auf die Hindernisse hingewiesen wird, die dem Schwimmunterricht des Militärs entgegenstanden. Dieselben waren fast nur dienstlicher Natur. Er gibt deshalb eine Art von Stundenplan, aus dem hervorgeht, daß täglich $9^1/_2$ Stunden den Truppenteilen zur Verfügung stehen würden: vormittags 7—11 Uhr den beiden Grenadier-Regimentern (Kaiser Franz und Alexander), von 11—$12^1/_2$ Uhr den Garde-Schützen und der Kavallerie, nachmittags von 2—4 Uhr den Garde-Pionieren und $4^1/_2$—$6^1/_2$ Uhr den Kadetten. Weitere Leistungen könnten nur übernommen werden, wenn die Anstalt umgebaut und ein 3. Bassin angelegt würde, das dann ausschließlich vom Militär benutzt werden könnte. von Mauderode macht in dieser Eingabe zum ersten Male den Vorschlag, der Staat solle die Anstalt ankaufen; sie könne dann zu einer reinen Militäranstalt umgewandelt werden. — Die Errichtung eines 3. Bassins erfolgte schon im Jahre 1844 auf Kosten des Besitzers[1]). Nach seinem Tode wurde die Anstalt im Jahre 1867 von den Erben wieder dem Staate zum Ankauf angeboten, aber ohne Erfolg. Die Intendantur des Gardekorps kommt in einer Eingabe vom 15. April 1893 wieder auf diesen Vorschlag zurück und erwähnt, daß der geforderte Preis 150000 M. betragen würde. Am 14. November 1896 sendet der Garnison-Baubeamte eine „Beschreibung der von Pfuelschen Schwimmanstalt", der beistehender Plan (S. 16 und 17) entnommen ist. Aus einer weiteren Eingabe der Garnisonverwaltung vom 24. November 1896 geht hervor, daß sich in den letzten 3 Jahren durchschnittlich freigeschwommen hatten:

vom Regiment Kaiser Franz . . . . 134 Mann,
„ 3. Garde-Regiment z. F. . . . 420 „
„ Garde-Kürassier-Regiment . . . 120 „
„ 1. Garde-Dragoner-Regiment . . 132 „
„ 2. Garde-Dragoner-Regiment . . 125 „
„ Garde-Pionier-Bataillon . . . . 310 „
Zusammen . . 1241 Mann.

Das Gerücht, der Staat wolle die Pfuelsche Anstalt ankaufen und in eine reine Militäranstalt verwandeln, scheint schnell zur Kenntnis des Berliner Publikums gekommen zu sein. Am 17. September 1897 haben daraufhin fast 400 Berliner Bürger eine Eingabe an den Kriegsminister gerichtet, in der sie diesen Verlust für die zahl-

---

[1]) Entwurf
zur Konzession für den Vorstand der von Pfuelschen Militärschwimmschule am Schlesischen Tore zur Erweiterung derselben durch die Anlage eines dritten Bassins in der Spree.

Nachdem der Vorstand der von Pfuelschen Militärschwimmschule die Vergrößerung der von dem Herrn General der Infanterie von Pfuel, Exzellenz, unweit des Schlesischen Tores hinter dem Kasernengebäude und der Köpenickerstr. 13 in der Spree gestifteten Schwimmanstalt durch den Anbau des dritten Bassins beantragt hat, so wird dem vorgedachten Vorstande die nachgesuchte Erlaubnis unter folgenden Bedingungen erteilt.
pp.
Endlich ist diese Konzession nur so lange gültig, als die von Pfuelsche Militärschwimmschule als eine öffentliche Anstalt besteht.
Berlin, den 11. Juni 1844.

Königliches Polizei-Präsidium   Königliche Ministerial- und Bau-
hiesiger Residenz.   kommission.
ez. v. Puttkamer. gez. Saeger.   gez. v. Müffling. gez. Berger.
Königliches Rent-Amt Berlin.
gez. Brück.

reichen und langjährigen Besucher der Anstalt für unersetzlich erklären und als „die ältesten Schwimmgäste" darum bitten, die Anstalt einige Stunden des Tages, welche für die Mannschaften nicht in Frage kommen, dem Publikum freigeben zu wollen — jedenfalls ein schöner Beweis, wie beliebt die Anstalt bei den Berlinern war. Die Antragsteller bekamen eine zustimmende Antwort.

Wie Brendicke (l. c. S. 33) erzählt, war die Anstalt eine derartige Heimstätte jugendlicher Freunde des Wassers und der Schwimmkünste geworden, daß der Besitzer selbst quasi dichterischen Verherrlichungen nicht entging. In der Zeitschrift „Wassersport", 1883, hatte B. einen solchen poetischen Versuch mitgeteilt. Es war dies das 2. der 5 „Schwimmlieder", welche Frischmuth Wellentreter (sic!) in Berlin 1826 herausgegeben und „dem deutschen Schwimmeister, Herrn General von Pfuel, freundlich zugeeignet" hatte, dem „Wiederhersteller der deutschen Schwimmkunst, der jeden Pfuhl zu einem Pfühle der Erfrischung machte, die heitersten Stunden seines Lebens dem feuchten Elemente verdankte und so gewiß die reinsten Freuden kennen gelernt und erlebt hat."

Die „Verstaatlichung" der Anstalt stieß aber auf große Schwierigkeiten. Die Konzession sei keine dauernde; der Eigentümer könne jederzeit von der Strompolizei gezwungen werden, abzuräumen und zwar ohne jede Entschädigung; auch sei zu berücksichtigen, daß der bisher nicht erhobene Pachtzins für die benutzte Wasserfläche jederzeit eingeführt werden kann, und daß dadurch der Wert der Anstalt ganz bedeutend herabgedrückt werde. Dieser „Wasserzins" bildet nun für eine Reihe von Jahren einen heftigen Streitpunkt; er würde jährlich 4800 M. betragen und die Einnahmen der Anstalt (5200 bis 5400 M.) fast vollständig verschlungen haben. Außerdem betonen die Besitzer der Anstalt mit Recht, daß man diese Abgaben in den langen Jahren nie verlangt habe und deshalb nicht mehr dazu berechtigt sei. Die Verhandlungen gingen nun zwischen den Behörden hin und her; der Finanzminister vermutete, daß es sich nur um eine dem damaligen Oberst von Pfuel persönlich — precario — erteilte Erlaubnis gehandelt habe, und daß die Erben ein Anrecht auf die Anstalt garnicht geltend machen könnten, während der Kriegsminister annahm, daß das Besitzrecht der Erben nicht anzugreifen sei. Dann sollten wieder die für die eigentliche Militär-Schwimmanstalt entfallenden Wasserflächen von Abgaben frei, die Erben aber zum Nachzahlen des übrigen Zinses von 1895 ab mit 12 944 M. verpflichtet sein (Ministerial-Militär-Baukommission, 12. Oktober 1898). Schließlich kam es dann zu einer Verpachtung der Anstalt an den Staat auf 30 Jahre (1901 bis 1931), wenn sie der Staat nicht vorher für die geforderte Summe von 150000 M. ankaufen sollte. Plötzlich taucht der böse Wasserzins wieder auf mit über 4000 M. im Jahre, ermäßigt (1902) auf 1500 M., die nach dem Pachtvertrag der Militärfiskus zu zahlen hatte, obgleich ein solcher in den verflossenen 84 Jahren nicht gezahlt war. Der Mietvertrag vom 5. Juni 1901 galt also für 30 Jahre; in den ersten 5 Jahren sollte jährlich 8000, von da ab 6000 M. Pacht gezahlt werden. Eine besondere Entschädigung für den bisherigen Bademeister wurde abgelehnt. Eine Verfügung vom 6. Juli 1901 regelte die Teilnahme der Zivilpersonen, die Tageskarte kostete 0,50 M.;

Abbildung 8.

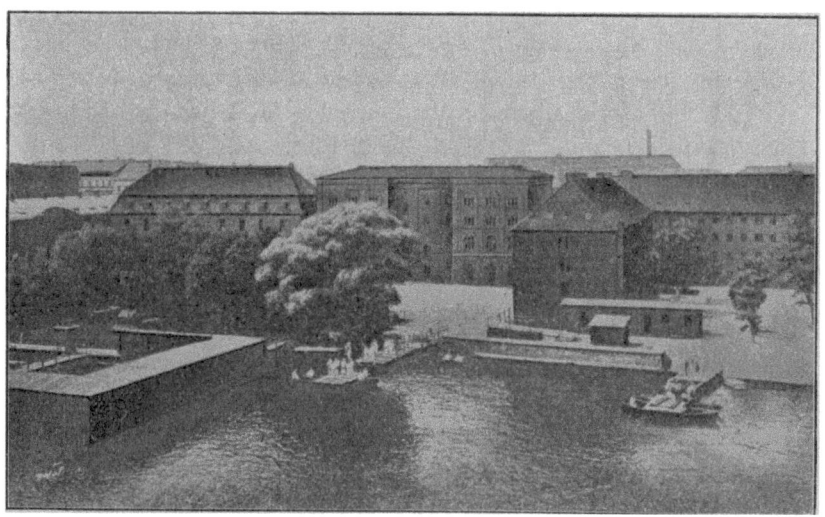

Alte Garde-Schützenkaserne, Pionierkaserne und Modellhaus; links ein Teil der von Pfuelschen Schwimmanstalt, 1909.
(Aus „Geschichte des Garde-Pionier-Bataillons. Berlin 1910.")

außerdem gab es Dauerkarten und Schwimmschulkarten für Erwachsene und Kinder. Die Beaufsichtigung und Verwaltung wurde dem Garde-Pionier-Bataillon übertragen, auf dessen Grundstück die Anstalt lag, und das sie auch am meisten benutzte. Für die Übungen des Bataillons war diese Lage nicht günstig; so heißt es in der „Geschichte" desselben vom Jahre 1910 (S. 24): „Beim Pontonieren wurde, wie noch heute, auf dem Kasernenhof angetreten. Die Übungsstelle war erheblich beschränkt durch die seit 1817 bestehende von Pfuelsche Schwimmanstalt."

Mit der zunehmenden Erkenntnis des hohen Wertes der Körperpflege für die Gesundheit wuchs auch die Zahl der Badeeinrichtungen in Berlin. So wurde im Jahre 1835 von dem Geh. Obersteuerrat Pochhammer an der Jannowitzbrücke eine Bade- und Schwimmanstalt errichtet, die am 1. Mai 1910 ihr 75jähriges Jubiläum feiern konnte. Für das Militär blieb die Pfuelsche Schwimmanstalt noch lange die einzige in Berlin; erst ganz allmählich wurden auch andere für den Massengebrauch geeignete Badeeinrichtungen in den Kasernen selbst eingerichtet. Die Firma David Grove hat das große Verdienst, die erste Anstalt dieser Art in der Kaserne des Kaiser Franz Garde-Grenadier-Regiment Nr. 2 auf Anregung des damaligen Regimentsarztes Münnich als Brausebad im Jahre 1879 mit so gutem Erfolge erbaut zu haben, daß daraufhin die Verordnung getroffen wurde, bei Neu- und Umbauten von Kasernements auf Badeanstalten für Offiziere und Mannschaften Rücksicht zu nehmen und nach dem Muster der genannten Anstalt Duschebäder anzulegen.

Auch Militär-Schwimmanstalten wurden im Laufe der Zeit entsprechend der Zunahme der Garnison in Berlin neu errichtet; so die in Plötzensee durch Korpsbefehl vom 26. Juli 1858 den nördlichen Truppen übergebene Anstalt. Die Hauptanstalt blieb aber doch die alte, allgemein bekannte und beliebte Pfuelsche Anstalt, auch nachdem sie längst vom Staate gepachtet war.

Der Charakter einer gemeinnützigen Anstalt blieb ihr übrigens auch gewahrt, als der ganze Betrieb auf die Militärverwaltung überging.

Über die Gründung und weitere Entwicklung der Anstalt findet sich dann in einem Schreiben des Majors von Dieskau, des jetzigen Vertreters der von Pfuelschen Erben an den Minister für Landwirtschaft, Domänen und Forsten vom 8. Mai 1902 sehr ausführliche Nachricht, die ich zum Teil hier folgen lasse, und die eine klare Darstellung der zahlreichen und großen Schwierigkeiten gibt, mit denen die Verwaltung der allgemein als segensreich wirkenden Anstalt im Laufe der langen Jahre zu kämpfen hatte. Hier spielt wieder der böse „Wasserzins", der die Existenz der gemeinnützigen Einrichtung bedrohte, eine große Rolle. Auch die biographischen Notizen über Pfuel, die der Brief enthält, sind von großem Interesse. Wir sehen daraus, daß er als echter deutscher Mann stets zu finden war, wo es gegen Napoleon ging, zuerst in der preußischen, dann in der österreichischen, dann in der russischen und schließlich wieder in der preußischen Armee.

„Zum Beweise aber, daß es sicherlich von vornherein nicht in der Absicht gelegen hat, die Anstalt mit einer Wassersteuer zu belasten, erlaube ich mir anzuführen, daß die Initiative zum Bau derselben nicht vom verstorbenen General der Infanterie von Pfuel, sondern von der Königlichen Regierung hervorgegangen ist. Es ist der Staatskanzler Fürst Hardenberg gewesen, der die Errichtung der Anstalt durch den damaligen Oberst von Pfuel veranlaßt hat. Dieser war, nachdem er 1807 den preußischen Dienst verlassen, vor Beginn des Feldzuges 1809 in österreichischen Diensten als Kapitän angestellt worden. Nach dem Friedenschluß kam er nach Prag in Garnison, wo er auf Staatskosten die erste Schwimmanstalt nach seinen Ideen anlegte und hier die von ihm erfundene Schwimmethode, die er den Fröschen abgesehen hatte, einführte.

Der allgemeine Beifall, den der neue, bisher unbekannte Wassersport fand, veranlaßte die Kaiserliche Königliche Regierung den Kapitän von Pfuel zu beauftragen, auf Staatskosten eine Schwimmanstalt bei Wien zu erbauen.

Diese Anstalt sowie die von Pfuelsche Schwimmethode waren zur Zeit des Wiener Kongresses Gegenstand allgemeiner Bewunderung sowohl der hohen Potentaten wie der Staatsmänner.

Der Staatskanzler Fürst Hardenberg ersah in dieser neuen Leibesübung ein treffliches Mittel zur Wehrhaftmachung des Volkes und beschloß mit Genehmigung Seiner Majestät des Königs sobald als möglich durch den nunmehrigen Oberst von Pfuel, der nachdem er 1812 und 1813 in russischen Diensten gegen Napoleon mit großer Auszeichnung gefochten, 1814 in preußische Dienste wieder zurückgetreten war, eine Schwimmanstalt in Berlin errichten zu lassen. Die Verhandlungen hierzu sind mündlich geführt. Geld sollte und durfte bei der Armut des Staates die Anlage damals nicht kosten. Das Königliche Kriegsministerium wurde beauftragt, den Oberst von Pfuel nach Kräften zu unterstützen. Dasselbe konnte nicht mehr tun, als eine Anzahl alter Pontons zur Verfügung zu stellen und den Platz hinter der heutigen Pionierkaserne — Köpenicker Straße 11 — anzuweisen.

So errichtete Oberst von Pfuel dem Wunsche der Königlichen Regierung entsprechend unter erheblichen persönlichen Opfern die Anstalt.

Aber schon nach Jahresfrist stellte sich heraus, daß die Pontons verfaulten, daß ein Pfahlbau notwendig sei. Da war es wieder der Staatskanzler Fürst Hardenberg, der mit Allerhöchster Genehmigung von den unerhofft aus der Abrechnung mit der Krone Schweden wegen Neuvorpommern erübrigten 155000 Talern 5000 Taler abzweigte und dem Oberst von Pfuel überwies, damit die Schwimmanstalt auf Pfählen errichtet werden könnte. Es war also wiederum die Königliche Staatsregierung, auf deren direkte Veranlassung nun die heutige sogenannte Zivilschwimmanstalt entstand, die zunächst nur Militärschwimmanstalt sein sollte. Da aber der Staat die bedeutenden Kosten der jährlichen Reparaturen nicht tragen wollte, so kam man bald dahin, durch Schwimmschüler aus der Zivilbevölkerung den Geldbedarf aufbringen zu lassen.

Es erübrigt wohl darauf hinzuweisen, daß eine Belastung dieser so entstandenen Anstalt mit einer Wassersteuer ausgeschlossen war.

Die Allerhöchte Kabinettsorder vom 3. November 1825, dem 45. Geburtstage des um König und Vaterland sowie in Sonderheit um Wehrhaftmachung unseres Volkes so hochverdienten Generalmajors von Pfuel ist eine Schenkungsurkunde, welche nur die Verpflichtung enthält, für alle Zeiten Soldaten und Kadetten frei schwimmen zu lassen. Daß zu dieser Schenkung, in Sonderheit zu der daran geknüpften Bedingung, die freie Benutzung des Wassers gehört, dürfte wohl außer Zweifel sein.

Um gemeinnützig zu wirken, ist die Anstalt auf Veranlassung der Königlichen Staatsregierung als die erste Schwimmanstalt im preußischen Staat errichtet. Alle Garnisonschwimmanstalten, zahllose Zivilanstalten sind nach dem Muster der von Pfuelschen Anstalt seitdem angelegt worden.

Mehr als 100000 Kadetten und Soldaten haben im Laufe der 84 Jahre von 1817 bis 1901 hier kostenfrei geschwommen. Bis auf den heutigen Tag hat die Anstalt den von der Königlichen Regierung und dem Erbauer gewünschten Charakter einer „Schwimmschule" sich bewahrt. Stets sind armen Schülern Ermäßigungen und Befreiung von Kosten gewährt worden. Die Anstalt war so den Charakter einer gemeinnützigen Anstalt sich zu erhalten stets bestrebt, und zwar, wie nachgewiesen ist, oft mit erheblichen Opfern der Besitzer.

Die Erpachtung der Anstalt seit dem 1. April 1901 durch den Reichsmilitärfiskus wird eine weit stärkere Inanspruchnahme derselben durch das Militär zur Folge haben, im übrigen aber an dem bisherigen Betrieb sowie an dem gemeinnützigen Charakter der Anstalt nichts ändern.

Nachdem die Anstalt 84 Jahre bestanden hat, ohne daß die Anforderung eines Wasserzinses erhoben ist, nachdem die Konzessionen zum Anbau der kleineren sogenannten Militärschwimmanstalt 1844 und 1856, welche dem bestimmten Verlangen Seiner Königlichen Hoheit des damaligen Prinzen von Preußen entsprechend erbaut wurde, erteilt wurden, ohne daß damals oder bis 1901 der Domänenzins verlangt worden ist, dürfte der Anforderung eines solchen, vom 1. April 1901 ab, der Einwand der Verjährung auf Grund der §§ 509, 655, Teil I, Titel 9 in Verbindung mit § 35, Teil II, Titel 14 des Allgemeinen Landrechts entgegenstehen.

Nach § 655, Teil I, Titel 19 des Allgemeinen Landrechts wird zwar der Verpflichtete von öffentlichen Lasten und Abgaben bloß dadurch, daß er dieselben in der längsten Zeit nicht entrichtet hat, keineswegs frei. Diese Bestimmung bezieht sich aber nur auf die aus dem Besteuerungsrecht des Staates als einem Hoheitsrecht fließenden Abgaben der Staatseinwohner, mithin auf die landesherrlichen Steuern, während die fiskalischen Abgaben, insbesondere Domänenabgaben und Leistungen aus niederen Regalien der 44 jährigen Verjährung unterworfen sind.

Dieser Grundsatz ist in der Begründung einer Plenarentscheidung des vormals Königlich Preußischen Obertribunals hinsichtlich Verjährung von Domänenzinsen besonders anerkannt worden. (Zu vergleichen Band 13, Seite 52.)

Euer Exzellenz bitte ich ganz gehorsamst, unter Berücksichtigung meiner Darlegungen von der Auferlegung der Wassersteuer gütigst abstehen zu wollen, denn der Bestand einer solchen in Höhe von 1500 M. in Sonderheit zugleich mit der Verpflichtung, das Militär frei schwimmen zu lassen, wäre für die Besitzer, sobald die jetzige Pachtzeit zu Ende sein sollte, einer Vermögenskonfiskation gleich.

Ich bitte Euer Exzellenz bei Dero Entscheidung unter Berücksichtigung der eigenartigen historischen Entstehung und Entwicklung der Anstalt sich von dem Wohlwollen leiten zu lassen, welche der Gründer und seine Erben, die jetzigen Besitzer, in patriotischer Opferwilligkeit um die Wehrhaftmachung unseres Volkes im vorigen Jahrhundert sich wohl verdient haben.

Berlin, den 8. Mai 1902.

Der Bevollmächtigte der Besitzer der von Pfuelschen Schwimmanstalt.

gez. von Dieskau, Major a. D.

Auch jetzt noch besteht die Einteilung der Schwimmanstalt für Zivil und Militär; doch werden seit 1901 auch die bisher nur dem Zivilpublikum zur Verfügung stehenden Bassins vom Militär mitbenutzt. Zum Abseifen ist eine Brauseanlage vorhanden. Auf der Anstalt befinden sich 2 Rettungskästen, der eine der Schwimmanstalt gehörend, für Zivilgäste, der andere vom Garnisonlazarett II empfangen für Militärpersonen. Die Einrichtung dieser Kästen ist genau beschrieben von Keyl und Eberhard, jener für den beim Gardekorps, dieser für den beim VI. Armeekorps eingeführten „Rettungskasten für Militär-

Schwimmanstalten" in der Deutschen militärärztlichen Zeitschrift, 1910, Nr. 20. Für den beaufsichtigenden Offizier ist an der Uferseite ein kleines Bretterhäuschen errichtet, von dem aus die Anstalt bequem übersehen werden kann. Die Bedürfnisanstalten, einige Meter vom Ufer entfernt, bequem zu erreichen, sind an die Städtische Kanalisation angeschlossen und mit selbsttätiger Wasserspülung nach Kretschmann'schem System versehen. — Die Bassins sind auf beiden (Zivil- und Militär-) Abteilungen für Schwimmschüler und für Freischwimmer getrennt; erstere umfaßt 120, letztere 320 qm. Am Ufer steht zum Aus- und Ankleiden der Mannschaften ein geschlossener, geräumiger Fachwerkschuppen. Das Innere desselben, durch eine breite Flügeltür zugängig, ist mit Bänken und Kleiderhaken ausgestattet. Die Fenster können durch Läden geschlossen werden. (Aus der Garnisonbeschreibung, Nr. 95 der Gesamtübersicht.)

Kehren wir nun wieder zurück zu der Zeit, in der von Pfuel seine Militärschwimmanstalt in Berlin errichtete, deren Schicksale wir geschildert haben, dann sehen wir, daß dieses Beispiel doch gewirkt hatte, und daß Pfuels Hoffnung, daß ähnliche nützliche Anstalten auch in anderen Garnisonen erbaut werden möchten, schnell in Erfüllung ging. Eigentlich selbstverständlich war es, daß schon nach wenigen Jahren für die Gardetruppen in Potsdam eine auch der Zivilbevölkerung zugängliche Badeanstalt gegründet wurde; dasselbe geschah auf Betreiben des Majors von Neindorf in Magdeburg. — E. M. Arndt trat energisch für diese Leibesübung durch Schwimmen ein, und so dauerte es nicht lange, daß auch in Breslau und Graz und in vielen anderen deutschen und österreichischen Städten und Garnisonen Anstalten nach dem Muster der von Pfuelschen Schwimmanstalt eingerichtet wurden (Plötzensee). Auch kleinere Garnisonen, deren Lage es erlaubte, richteten Schwimmanstalten ein, so z. B. Angermünde, wo eine vortrefflich eingerichtete Anstalt lange Zeit im Gebrauch war. In neuerer Zeit ist dazu noch die Bade- und Schwimmanstalt des Elisabeth-Regiments im Grunewald, die der Kadettenhäuser zu Köslin, Wahlstatt, Lichterfelde und viele andere hinzugekommen.

In den Veröffentlichungen der Deutschen Gesellschaft für Volksbäder wird sehr häufig auf den hohen Wert der Schwimmbäder hingewiesen. Kabierske, der die Breslauer Anstalten beschrieb, hatte nach Hopf (Veröffentlichungen, Bd. IV, S. 412) ganz recht, wenn er sagte: „Brausen ist gut, Baden ist besser, die Krone aller Wasseranwendungen ist aber das Schwimmbad." (S. auch Bd. II, S. 226, Vortrag von Kabierske!) Sehr interessant ist auch (Bd. V, S. 160) der Vortrag des Stabsarztes Dr. Scholz-Berlin über „Die Bedeutung des Badewesens für die Erhöhung der Wehrkraft des deutschen Volkes". Er empfiehlt ganz besonders die Brausebäder aus praktischen Gründen, obwohl auch er das Schwimmen für besser hält als das Baden. In der Diskussion betonten Frick (Hamburg) und Gleißner (Nürnberg) noch ganz besonders den Nutzen des Schwimmens für die Kriegstüchtigkeit, die Wehrhaftigkeit des Volkes.

Alle die Einrichtungen zum Lernen und Üben des Schwimmens waren aber nur in den Sommermonaten zu benutzen. Die schwierige Aufgabe, den Segen richtiger Reinlichkeit und Hautpflege dem Soldaten auch in den anderen Monaten zu verschaffen, wurde erst durch die Einführung der Brausebäder, die eine Art von Massengebrauch gestatteten, gelöst. Auf die Verdienste der Firma David Grove für die praktische Durchführung dieser Bestrebungen wurde schon hingewiesen.

In den Garnisonlazaretten, in denen die Notwendigkeit kalter und warmer Bäder viel dringender war, gab es natürlich schon länger Einrichtungen dieser Art. So sehen wir aus einer Mitteilung von Ebertz[1]), daß das Garnisonlazarett in Metz im Jahre 1824 mit 10 großen Sälen, die je nach einem Heiligen benannt waren und zwischen 58 und 150 Kranke aufnehmen konnten, im Erdgeschoß eine Badestube hatte, die allmählich durch Dusche und Dampfbadeanlagen vervollkommnet wurde. Die Heizung erfolgte durch eiserne Öfen. Das Trinkwasser lieferten 4 Pumpbrunnen im Hofe, die Latrinen lagen in den vier Ecken des Gebäudekomplexes, die Abwässer wurden in die Mosel geleitet. Badeeinrichtungen in den Kasernen gab es schon seit 1843; es waren aber Badewannen (1 auf 125 Mann), die bei weitem nicht ausreichten, auch nicht, als man pro Kompagnie noch 6 Fußbadewannen angeschafft hatte. Die Einführung der Brausebäder, die auch schon seit längerer Zeit bekannt waren, verzögerte sich noch bis zum Jahre 1879, obgleich die Erfahrungen, die man in Stettin bei den französischen Kriegsgefangenen mit den von E. Dietrich eingerichteten Brausebädern gemacht hatte, ganz besonders günstig gewesen waren. In dem Handbuch der Militär-Gesundheitspflege von Roth und Lex (Berlin 1872) werden schon verschiedene ähnliche Einrichtungen erwähnt, so in der Schützenkaserne in Dresden, in der Kaserne des 1. Garde-Ulanen-Regiments in Potsdam u. a. m. (Bd. I, S. 620). — Nach Martin (S. 221) hatte übrigens schon Meißner für Soldaten transportable Duschen als Er-

---

1) Aus alten Akten des Garnisonlazaretts Metz-Stadt. Deutsche militärärztl. Zeitschr. 1910. Vereinsbeilage. S. 18.

satz für die Flußbäder empfohlen. Jetzt sind diese Bäder für jede neue Kaserne vorgeschrieben und so eingerichtet, daß jeder Mann wöchentlich 1 mal baden kann. Man hat berechnet, daß jedes Bad dabei etwas mehr als 1 Pfennig kostet (Schleyer), nach Marcuse nur $^1/_2$ Pfennig.

Auch die Truppenübungsplätze besitzen Duschebäder, so daß im Sommer und im Winter gebadet werden kann. Es bleibt eigentlich nur die Zeit der Herbstübungen, bei denen es von Zufälligkeiten abhängt, ob die Truppen baden können.

Auf die großartigen Badeeinrichtungen unserer Städte und vieler industrieller Anlagen und Betriebe, wie Bergwerke, Hütten, Fabriken, auf Schulbäder usw., die zum Teil wohl auf die eifrige und erfolgreiche Tätigkeit des Deutschen Vereins für Volksbäder zurückzuführen sind, kann hier nur kurz hingewiesen werden; ebenso auf die von altersher bekannten und für viele therapeutische Zwecke notwendigen Badeeinrichtungen in den Lazaretten, in den Militärkuranstalten und Genesungsheimen. Diese haben eine ausführliche Darstellung vom Standpunkte der Gesundheitspflege aus durch die Medizinalabteilung des Königlich Preußischen Kriegsministeriums (Berlin 1907) gefunden. In dem letzten Sanitätsbericht (S. 159) werden in der Übersicht über Brunnen- und Badekuren 75 verschiedene Kurorte genannt, die im Berichtsjahre von Militärpersonen benutzt waren. Auch für Unteroffizierfrauen und Kinder existiert schon ein Erholungsheim in Idstein und ein Seebad in Osternothafen.

Die entsprechenden Anstalten in Österreich sind von Dr. Ludw. Wick (Wien 1903) geschildert. Garnisonschwimmanstalten bestehen jetzt in allen größeren Garnisonen; in Frankfurt a. O. seit 1897, in Bremen seit 1902 usw. In allen „Garnisonbeschreibungen" wird darüber berichtet. Nach dem letzten Sanitätsbericht (1910) sind in der Zeit vom 1. Oktober 1907 bis zum 30. September 1908 noch Badeanstalten in Groß-Lichterfelde am Teltowkanal, in Kolberg an der Persante, in Fort Rheineck (Coblenz), Braunschweig an der Schunter, Cassel, Dieuze, Chemnitz u. a. m. eingerichtet. Daß Flußbäder verboten werden, sobald Ansteckungsgefahr droht (Cholera!), ist selbstverständlich. — Auch Licht-, Luft- und Sonnenbäder gibt es in verschiedenen Garnisonen, z. B. in Hohensalza, Halberstadt, Halle a. S., Wittenberg, Glogau, Liegnitz, Posen, Hannover, Cassel, Erfurt (siehe Haberling, Heft 50 dieser Veröffentlichungen).

Im 3. Bande des Lehrbuches der Militärhygiene von Hoffmann und Schwiening (Bibliothek von Coler-von Schjerning, Bd. 33, Berlin 1911) findet sich eine ausführliche Besprechung der jetzt bestehenden Militärbadeanstalten, Brausen, Wannen- und Schwimmbäder; ein besonderer Abschnitt ist der Hygiene des Schwimmdienstes, der Physiologie des Schwimmens, seinem Einfluß auf den Energieverbrauch und auf die einzelnen Körperfunktionen, und den Vorsichtsmaßregeln beim Schwimmen gewidmet. Schwiening sagt zum Schluß eines dieser Abschnitte:

„So ist alles in allem das Schwimmen einer der gesundesten und hygienisch vorteilhaftesten Zweige des militärischen Dienstes und die regelmäßige häufige Teilnahme möglichst zahlreicher Soldaten am Schwimmen liegt im Interesse der Gesundheitspflege der ganzen Truppe".

Bei einer Besprechung der militärischen Badeeinrichtungen können wir auch die Vorschläge für das Baden der Soldaten im Kriege, speziell vor einer Schlacht nicht unerwähnt lassen. So hat man allen Ernstes einmal empfohlen, die Schlachten am Meeresufer oder an großen Flüssen zu schlagen, damit die Soldaten vorher ein Bad nehmen und dadurch den Verlauf etwaiger Wunden günstiger gestalten könnten. Schlachtfelder lassen sich aber leider überhaupt nicht nach hygienischen Rücksichten auswählen und auf gesundheitlich einwandsfreie Gegenden beschränken. Wie so oft im Kriege, so ist auch hier das Wünschenswerte nur schwer oder gar nicht mit dem Erreichbaren in Einklang zu bringen. Man hat von den Japanern berichtet, daß sie vor der Schlacht nicht nur badeten, sondern auch reine Leibwäsche anzögen. Wer wollte leugnen, daß dadurch die Infektionsgefahr der Wunden bedeutend herabgesetzt werden kann? Wenn man aber daran denkt, daß die Schlachten im russisch-japanischen Kriege 4, 5 und noch mehr Tage gedauert haben, dann kann dieser Schutz, diese prophylaktische Maßregel, nicht lange in Wirksamkeit geblieben sein. Die japanische Armee konnte doch unmöglich jeden Morgen baden und jeden Tag frische Leibwäsche bekommen! Daß bei der japanischen Marine ähnliche Vorschriften vorhanden waren, beweist der „Offizielle Bericht über die Organisation und den Betrieb des Sanitätsdienstes in der japanischen Marine während des russisch-japanischen Krieges", der in den Archives de Méd. et Pharmacie navales (März 1912) mitgeteilt ist und in dem es u. a. heißt, daß das Baden nicht nur der Reinlichkeit wegen und um die Gefahren der Wundinfektion herabzusetzen geschah, sondern auch zur Beruhigung der Leute und um sie zum Kampfe frisch zu machen.

MIX
Papier aus verantwortungsvollen Quellen
Paper from responsible sources
FSC® C105338

If you have any concerns about our products,
you can contact us on
ProductSafety@springernature.com

In case Publisher is established outside the EU,
the EU authorized representative is:
**Springer Nature Customer Service Center GmbH
Europaplatz 3, 69115 Heidelberg, Germany**

Printed by Libri Plureos GmbH
in Hamburg, Germany